107
175

DE L'EMPLOI

DE LA

BELLADONE A HAUTE DOSE

DANS LE

RHUMATISME ARTICULAIRE AIGU

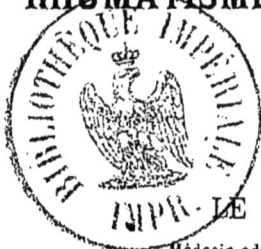

PAR

LE Dr P. VERGELY

Médecin adjoint des hôpitaux de Bordeaux,
Membre de la Société de Médecine, de la Société médico-chirurgicale,
des sciences physiques et naturelles, de la même ville,
Membre de la Société micrographique de Paris.

BORDEAUX

IMPRIMERIE GÉNÉRALE D'ÉMILE CRUGY

16, rue et hôtel Saint-Siméon, 16

1869

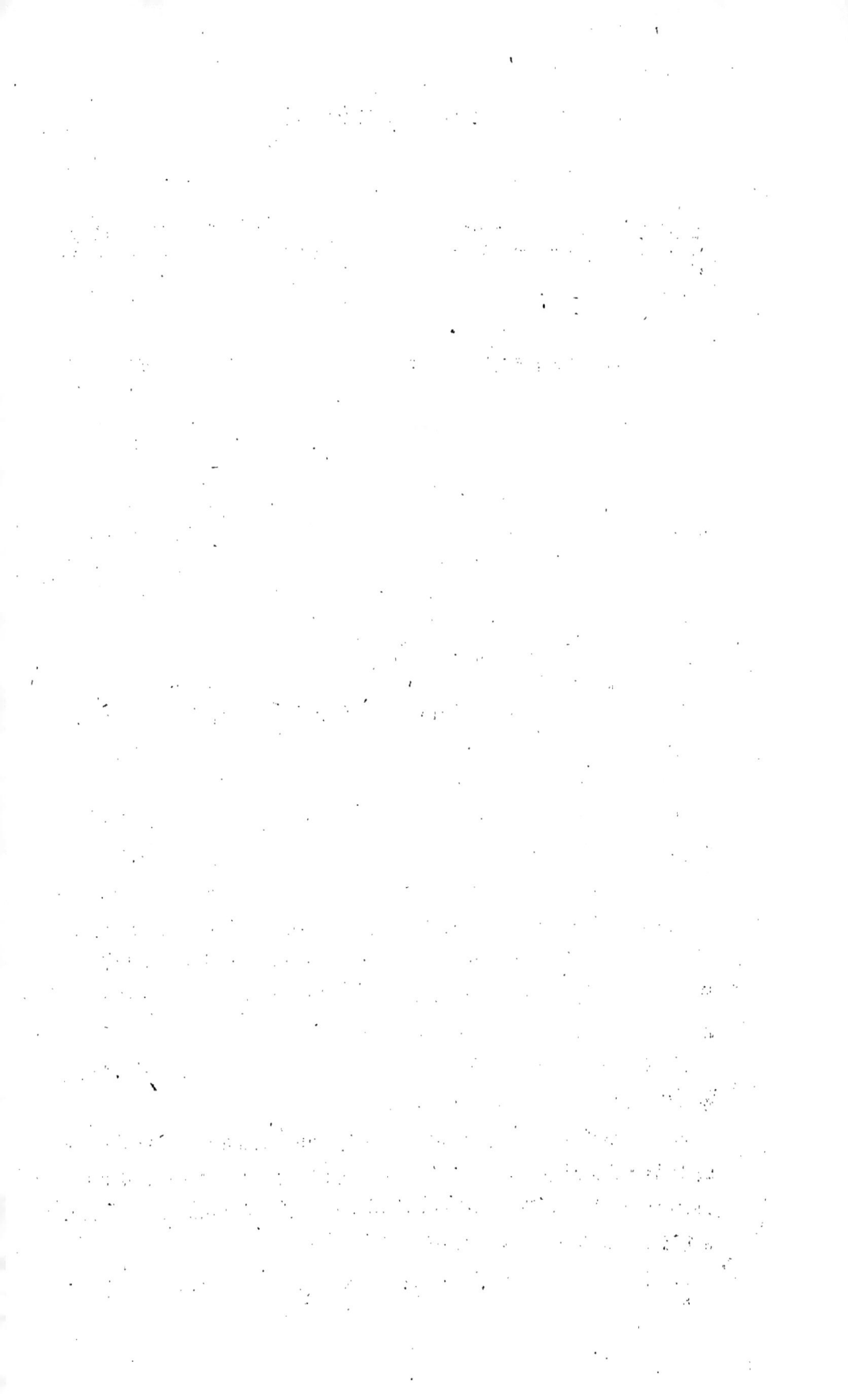

DE L'EMPLOI

BELLADONE A HAUTE DOSE

DANS LE

RHUMATISME ARTICULAIRE AIGU

OBSERVATION I. — Rhumatisme articulaire aigu multiplé, fébrile, intense. — Traitement commencé 21 jours après le début. — Durée de la maladie, 34 jours; du traitement, 15 jours. — Succès. — Dose maximum de belladone : aa 20 centigrammes d'extrait, 20 centigrammes de poudre, pour un jour. — Salle Sainte-Jeanne, n° 56.

Tournier (Eugène), 25 ans, maréchal-ferrant; robuste, tempérament sanguin; n'a jamais eu de rhumatisme; pas d'hérédité rhumatismale; habite une chambre froide, humide.

Malade depuis trois semaines (21 jours), il entre salle Sainte-Jeanne, n° 56, le 26 mars 1865. Les poignets, les articulations tibio-tarsiennes sont gonflés, rouges, très-douloureux; le malade est dans le décubitus dorsal, couvert de sueur. Le moindre mouvement qu'il fait lui arrache des cris de douleur. Pouls à 110. — Bouillon, soupe, un peu de vin. — Poudre et extrait de belladone, aa 15 centigrammes, pour trois pilules.

27. Le genou droit se prend. — Poudre et extrait de belladone, aa 20 centigrammes en quatre pilules.

28. Il souffre moins; la langue est blanche, pâteuse, sèche. Le malade a déliré toute la nuit; ses pupilles sont dilatées; il a expectoré quelques filets de sang, et a sué abondamment. — Pouls à 104. — Belladone ut suprà.

31. Le pouls est à 96. Les articulations sont presque complète-

ment dégonflées, à peine douloureuses. On perçoit un léger bruit de souffle au premier temps du cœur. — Belladone *ut suprà*.

On continue à lui donner 20 centigrammes d'extrait de belladone et 20 centigrammes de poudre par jour jusqu'au 6 avril. Il se plaint d'une grande sécheresse de la bouche, a les pupilles très-dilatées, mais pas de trouble de la vue ; il est toujours couvert d'abondantes sueurs, et rêvasse la nuit.

Le 6 avril, il est tout à fait bien, sauf un peu de roideur dans les poignets ; le pouls est à 76. — On ne lui donne plus que 15 centigrammes de poudre de belladone et 15 centigrammes d'extrait.

Il sort le 8 avril. Il va bien ; il a maigri, pâli ; les articulations sont complètement dégonflées ; très-léger souffle au premier temps du cœur.

OBSERVATION II. — Rhumatisme articulaire multiple, mais non fébrile. — Traitement commencé 4 jours après le début. — Durée du traitement, 16 jours. — Dose maximum de belladone : extrait et poudre, *aa* 25 centigrammes pour un jour. — Succès.

Magniot (Pierre), 26 ans, raffineur ; robuste, tempérament sanguin ; pas d'hérédité rhumatismale ; pas de rhumatisme antérieur ; régime assez bon ; habitation saine, aérée.

Il entre à l'hôpital le 25 janvier 1865, salle Sainte-Anne, lit 56.

Il a été pris de douleurs le 21 janvier, dans les poignets ; quatre jours après, elles passent dans l'épaule gauche. Il est atteint d'un écoulement blennorrhagique depuis le 16. Rien au cœur. Pouls à 65. — Extrait et poudre de belladone, de chaque 10 centigrammes.

26. Douleurs moins fortes dans les poignets et l'épaule ; les genoux sont douloureux, ainsi que les gastrocnémiens ; pas de gonflement. — Pouls à 80. — Insomnie due à la belladone ; bouche sèche ; la paroi pharyngienne, touchée avec une plume chargée d'encre, sent très-bien ce contact ; pupilles dilatées ; vue nette ; rêves, cauchemars. — Poudre de racine et extrait de belladone, 15 centigrammes de chacun, 2 pilules.

27. Il souffre beaucoup de la jambe gauche. — Poudre de racine et extrait de belladone, 20 centigrammes de chacun, 4 pilules.

28. Les douleurs articulaires et du genou gauche sont moindres. — Poudre de racine et extrait de belladone, 25 centigrammes de chacun, 5 pilules.

Dans l'après-midi, il a eu des hallucinations de la vue, de l'ouïe; il ferme les yeux, s'agite et crie qu'il est dans l'eau.

29, 30, 31. On continue la même dose de belladone. Délire assez intense.

Le 1er février, il souffre encore des avant-bras. Il a eu une légère épistaxis, des sueurs très-abondantes; la poitrine est couverte d'une éruption papuleuse. Les pupilles sont très-dilatées, mais se contractent; l'œil animé, brillant; délire, hallucinations. Pouls plein, fort, à 110.

Le 4, il va assez bien; moins de douleur dans toutes les articulations. Éruption de *sudamina* sur la poitrine. — Belladone, poudre et extrait, 20 centigrammes.

5. Il va bien; on supprime la belladone. — Huile de ricin, 15 grammes.

6. Plus de douleurs, ni de gonflement. Il sort.

OBSERVATION III. — Rhumatisme articulaire aigu multiple, amélioré par la belladone en neuf jours. — Variole modifiée prise dans le service. Diminution du rhumatisme pendant l'éruption; recrudescence après. — Guérison par le sulfate de quinine.

Juge (Jean), 24 ans, né dans la Corrèze, limonadier; tempérament lymphatico-nerveux; pas d'hérédité rhumatismale; pas de rhumatisme avant ce jour; nourriture suffisante (viande, vin); habitation sèche, aérée.

Le 29 décembre 1864, gonflement, rougeur et douleur vive dans les deux poignets, fièvre.

Le 1er janvier, dans les deux genoux.

Le 3 janvier 1865, il se fait porter à l'hôtel-Dieu, salle Sainte-Anne, lit 75.

Les poignets et les genoux sont d'un rouge vif avec gonflement et douleur. Il y a une légère hydarthrose dans le genou gauche. Pouls à 100; rien au cœur. Inappétence; langue blanche.

Jusqu'au 9 janvier, la poudre et l'extrait de belladone sont successivement portés à la dose de 15 centigrammes chacun; le malade se trouve très-bien; la douleur et le gonflement, sans avoir complètement disparu, ont beaucoup diminué.

Les phénomènes que la belladone a fait éprouver au malade sont les suivants : sécheresse du pharynx, inappétence, soif. Je lui plonge le doigt jusqu'à l'épiglotte, et je ne provoque qu'une légère envie de vomir; il m'assure qu'habituellement il est beaucoup plus sensible. Selles régulières, deux par jour; urines un peu plus abondantes que de coutume; sueurs abondantes.

Le 12, c'est à peine si les poignets sont sensibles.

14. Malaise, fièvre plus vive, affaissement.

15. Une pustule de variole à la face palmaire de l'avant-bras gauche. (Plusieurs varioleux dans les salles à ce moment-là.)

16. Eruption discrète à la face; légère douleur dans le genou.

21. L'éruption a suivi sa marche; les pustules sont en pleine suppuration; légère douleur dans le genou et l'épaule gauche.

22. La douleur du genou et de l'épaule augmente.

23. Les pustules se dessèchent; genou gauche rouge, gonflé, très-douloureux. — Sulfate de quinine 1 gramme.

L'emploi de ce moyen est continué jusqu'au 25. Le malade est mieux, et sort guéri le 30.

OBSERVATION IV. — Rhumatisme articulaire multiple, pyrétique, intense. — Traitement commencé 4 jours après le début. Durée de la maladie, 19 jours. — Guérison. — Il a pris : extrait et poudre de belladone, 25 grammes, dose maximum pour un jour. — Salle Sainte-Jeanne, n° 53.

Vervin (Emile), 20 ans; constitution sèche, assez robuste; hérédité : mère morte phthisique; maladies antérieures nulles; pas de rhumatisme.

Il est malade depuis le 10 janvier. Il a été pris de douleurs avec gonflement et rougeur dans les deux genoux ; le poignet droit, l'articulation coxo-fémorale droite.

Le 14, on constate de la tuméfaction, de la rougeur, de la douleur dans les différentes articulations. Il se plaint encore de douleurs dans les jambes, dans les doigts des mains. Epanchement dans les deux genoux, qui sont très-volumineux. — Pouls fréquent à 100 ; au cœur, léger bruit de souffle à la base, au premier temps. Soif vive, appétit ; sueurs abondantes. — Extrait et poudre de belladone, *aa* 10 centigrammes.

15. Les douleurs sont plus vives ; le bruit de souffle est plus fort ; gorge sèche. Pouls à 100. — Extrait et poudre de belladone, *aa* 15 centigrammes.

16. Les douleurs de jambes ont disparu ; sécheresse de la bouche ; la vue n'est pas troublée ; tête chaude ; constipation ; urines fréquentes ; insensibilité du pharynx.

19. Il prend, extrait et poudre de belladone, *aa* 25 centigrammes.

Les poignets sont encore très-gonflés, douloureux ; les épaules sont prises ; pas de délire ; pas de trouble de la vue. Il n'a pas de sommeil ; la gorge est sèche ; constipation ; le bruit de souffle a diminué. Pouls à 80.

Le 23, il a pris, extrait et poudre de belladone, 25 centigrammes de chacun, jusqu'à cette époque. Il est mieux, il peut marcher. Les poignets sont encore un peu gonflés, mais pas douloureux.

Le 28, toutes les articulations prises sont à peine gonflées. Pouls à 70 ; léger bruit de souffle au premier temps du cœur.

Le 29, il quitte la salle ; il se sent bien.

Observation V. — Rhumatisme articulaire pyrétique intense, multiple. — Traitement commencé 7 jours après le début. Durée de la maladie, 35 jours. — Insuccès. — Il a pris jusqu'à, extrait et poudre de belladone, *aa* 25 centigrammes. — Amélioré par le sulfate de quinine à hautes doses. — Salle Sainte-Jeanne, n° 44.

Chanoine (Arthur), 27 ans, cuisinier, né à Mons en Belgique ; tempérament sanguin, constitution robuste ; conditions de santé, bonnes; jamais de rhumatisme; n'a pas de parents rhumatisants.

Le 15 juin, le malade a été pris de douleurs dans les deux genoux, qui n'ont pas tardé à devenir rouges et gonflés; il avait également un torticolis, des douleurs dans la jambe gauche, et était enrhumé. Il n'avait pas eu de frisson au début, mais se sentait de la fièvre.

Le jour de son entrée, le 23, le pouls est plein, fort, à 120; rien au cœur. Les genoux sont tuméfiés, très-douloureux. — 5 centigrammes de poudre, 5 centigrammes d'extrait de belladone.

Peu à peu les deux poignets se prennent, puis les phalanges, les épaules. La belladone est portée successivement jusqu'à 20 centigrammes d'extrait et 20 centigrammes de poudre. Mais, le 28, on ne trouve aucune amélioration; le pouls est à 124; le malade souffre beaucoup; il a la bouche sèche, une forte céphalalgie; il voit des fantômes. — On ne donne que 10 centigrammes de poudre et 10 centigrammes d'extrait.

29. La nuit du 28, il a eu un délire très-bruyant, qui continue encore le matin : il chante, il pousse des cris. Sécheresse très-grande de la bouche. — On cesse la belladone.

30. Le délire a continué. — Sulfate de quinine, 1 gramme.

1er juillet. Il a eu encore un peu de délire. Les articulations des poignets, des genoux sont tuméfiées, très-douloureuses. — On a porté le sulfate de quinine jusqu'à 2 grammes.

Le 17, le malade prenait encore 1 gramme 50 centigrammes de sulfate de quinine. Le pouls était à 80. Les articulations des poignets et des doigts étaient encore douloureuses, un peu gonflées.

Il sort, le 20, sans être complètement débarrassé de son rhumatisme.

OBSERVATION VI. — Rhumatisme articulaire pyrétique, peu intense, multiple. — Traitement commencé 10 jours après le début. Durée de la maladie, 18 jours; du traitement, 8 jours. — Succès. — Il a pris, poudre et extrait de belladone, aa 25 centigrammes, dose maximum pour un jour. — Salle Sainte-Jeanne.

Monier (Joseph), graveur, d'une robuste constitution, d'un

tempérament sanguin, vivant dans de bonnes conditions de santé; pas d'hérédité rhumatismale; n'a jamais eu de rhumatisme.

Il entre, salle Sainte-Jeanne, le 1er avril. Depuis dix jours il a été pris de douleurs dans les poignets, le genou, l'épaule du côté droit. Le jour de son entrée, on constate que ces diverses articulations sont rouges, tuméfiées, douloureuses. Rien au cœur. Pouls à 96.

4 avril. La dose de belladone a été portée successivement jusqu'à 15 centigrammes de poudre. Il est mieux.

Le traitement est continué jusqu'au 6 avril, où il prend 25 centigrammes de poudre et 25 centigrammes d'extrait. — Les articulations sont complètement dégonflées, la rougeur a disparu; il a eu encore un peu de douleur. Le pouls est à 80; bouche sèche; il a eu un délire belladoné assez intense.

On cesse le traitement par la belladone. — Il sort le 12 avril.

OBSERVATION VII. — Rhumatisme articulaire peu intense, apyrétique, multiple. — Traitement commencé 8 jours après le début. Durée de la maladie, 40 jours; du traitement, 28 jours. — Insuccès. Guérison par le sulfate de quinine. — Salle Sainte-Jeanne, n° 48.

Christnacher (François), 31 ans, tailleur de cristaux, né dans le Luxembourg; constitution robuste; a eu déjà des douleurs rhumatismales dans le genou droit; pas de rhumatisme dans sa famille.

Il entre le 18 janvier; il raconte qu'il souffre, depuis le 10, de douleurs dans la cuisse droite (il indique le trajet du sciatique) et dans l'articulation tibio-tarsienne du même côté. Celle-ci est, en effet, un peu rouge et gonflée. Le pouls est à 90; il y a un léger bruit de souffle au cœur. — Poudre et extrait de belladone, aa 10 centigrammes; tisane de chiendent miellée, bouillon, un peu de vin.

Le 21, on est arrivé à lui donner peu à peu, poudre et extrait de belladone, aa 25 centigrammes; néanmoins l'articulation tibio-tarsienne est toujours douloureuse, et les deux poignets, rouges, tuméfiés, le font également beaucoup souffrir. La gorge est sèche, insensible à la piqûre d'une plume chargée d'encre; les pupilles sont très-dilatées, la vue est trouble; il est constipé, a de la somnolence, mais ne délire pas, ne voit pas de fantômes; il marmotte entre les dents toute la journée.

La dose de 25 centigrammes de poudre et 25 centigrammes d'extrait est continuée jusqu'au 23, sans amener d'amélioration. Le pouls est à 90; le bruit de souffle toujours léger. On lui donne du sulfate de quinine, qui est porté de 1 gramme à 2 gr. 50 le 31 janvier, c'est-à-dire en sept jours; et ce n'est que le 14 février que toutes les articulations sont dégagées. Le 22, il va bien et sort de l'hôpital.

OBSERVATION VIII. — Synovite rhumatismale du grand trochanter. — Traitement commencé 10 jours après le début. Durée de la maladie, 17 jours; du traitement, 7. — Succès. — On a porté la dose de belladone jusqu'à, poudre et extrait, *aa* 15 centigrammes. — Salle Sainte-Jeanne, n° 60.

Tronche (Antoine), 54 ans, brocanteur, né à Guéret (Creuse); constitution robuste; pas de rhumatisme dans sa famille; n'a jamais été malade.

26 mai, jour de son entrée. Depuis dix jours, depuis le 16 mai, il a une douleur extrêmement vive au niveau du grand trochanter droit; n'a pas fait de chute ni reçu de coup; pas d'ecchymose dans ce point; on n'y trouve ni rougeur, ni gonflement; rien dans les autres articulations; rien au cœur. Pouls à 80.

On a porté graduellement la belladone à la dose de 15 centigrammes de poudre, et 15 centigrammes d'extrait.

Le 29, il était assez bien.

Le 1er juin, on est obligé de cesser la belladone : le malade a éprouvé du ténesme vésical et de la diarrhée. Il sort le 2 juin, ayant encore quelques douleurs sourdes au niveau du point primitivement malade.

OBSERVATION. IX. — Rhumatisme articulaire multiple, peu intense. — Traitement commencé 2 jours après le début de la maladie. Durée de la maladie, 9 jours; du traitement, 7 jours. — Succès. — La belladone a été portée jusqu'à la dose de, poudre et extrait, *aa* 20 centigrammes. — Salle Sainte-Jeanne, n° 60.

Leimberger (David), 28 ans, né à Schownaroff, maréchal-ferrant; pas de rhumatisme dans sa famille; n'a jamais été atteint de cette affection.

Il souffre, depuis le 5 mai, de toutes les articulations du bras droit.

Le 7 mai, jour de son entrée, les articulations du poignet, du coude et de l'épaule sont douloureuses; les deux premières sont un peu gonflées.

Pouls à 90; au cœur, léger frottement; les bruits du cœur s'entendent bien.

Il tousse un peu. Quelques râles sous-crépitants des deux côtés du thorax en arrière. — Soupe, vin. — Poudre et extrait de belladone, *aa* 0,10 centigrammes.

Le 9, il va beaucoup mieux; il peut remuer sans douleur les différentes articulations qui étaient prises; le bruit de frottement s'entend moins. Le pouls est à 76. — Poudre et extrait de belladone, *aa* 20 centigrammes; potages, vin.

La belladone est continuée à cette dose jusqu'au 12; elle donne au malade des sueurs abondantes, un délire très-bruyant. Il a, en outre, la gorge sèche, une soif vive; pas de céphalalgie, pas de troubles de la vue. — Il va bien, mange l'ordinaire; sort le 14.

OBSERVATION X. — Rhumatisme articulaire multiple, intense, fébrile. — Durée de la maladie, 10 jours; du traitement, 3 jours. — Mort. — La belladone a été portée jusqu'à la dose de 25 centigrammes de poudre; 25 centigrammes d'extrait. — Salle Sainte-Jeanne, n° 60.

Zigmann (André), 35 ans, né à Pessenheim (Bas-Rhin); constitution assez robuste; pas de rhumatisme antérieurement, pas d'hérédité rhumatismale.

Le 8, le malade entre dans le service, et raconte que, le 1er juin, il a été pris de douleurs dans le genou gauche, qui est devenu rouge et s'est tuméfié ; puis l'épaule, le poignet et la main ont été atteints.

À son entrée, on trouve que l'épaule est un peu douloureuse, ainsi que le poignet et la main qui sont tuméfiés et rouges. Sur le trajet des tendons, ainsi qu'au niveau de l'apophyse styloïde du radius, il y a une vive rougeur ; la moindre pression exagère la douleur spontanée.

Le malade est abattu ; les conjonctives jaunes ; le pouls est plein, à 104. Bruit de frottement au cœur ; oppression légère. — Poudre et extrait de belladone, *aa* 15 centigrammes ; bouillons.

Le 9, poudre et extrait de belladone, *aa* 25 centigrammes. Il a eu beaucoup de délire ; les articulations du poignet, du genou, sont encore tuméfiées, mais moins douloureuses. Le pouls est à 116 ; le bruit de frottement est très-fort.

Le 10, il est mort subitement.

Autopsie. — Par un temps chaud et lourd : putréfaction avancée. Face bouffie, noirâtre ; couche épidermique soulevée par des gaz ; abdomen verdâtre, gonflé de gaz ; taches ecchymotiques ; marbrures cadavériques nombreuses.

Poumons très-congestionnés ; le droit adhérent à la plèvre ; péricarde très-épaissi, adhérent au cœur par des fausses membranes faciles à détacher et situées à la partie antérieure du cœur. La face antérieure de cet organe est hérissée de papilles fibrineuses ; en arrière, il y a encore des fausses membranes ; très-peu de liquide, pas de caillots dans les ventricules. Le cœur est volumineux, flasque ; le cerveau est congestionné. — Rien dans les articulations malades, sauf un peu de rougeur au poignet. — Examen micrographique des cartilages : prolifération des cellules, striction de la substance amorphe.

OBSERVATION XI. — Rhumatisme articulaire survenu chez un blennorrhagique, multiple, apyrétique. — Traitement commencé 6 jours après le début de la maladie. Durée de la maladie, 18 jours ; du traitement, 11.

— Succès. — La belladone a été portée jusqu'à la dose de, poudre et extrait, aa 20 centigrammes. — Salle Sainte-Jeanne, n° 43.

Lefrançois (Paul), 24 ans; profession, imprimeur en taille-douce; né à Lyon; conditions de santé, bonnes; — maladies antérieures : il y a un an, une hydarthrose rhumatismale.

Le 25 mars, le malade, qui avait depuis trois semaines un écoulement blennorrhagique, éprouve une douleur vive dans le poignet gauche; quatre jours après, il est pris d'une légère conjonctivite.

Le 1er avril, jour de son entrée, on constate que le poignet gauche est rouge, tuméfié, douloureux; que le coude est également pris. — La conjonctive est très-injectée, mais il n'y a pas de pus dans le sillon conjonctival inférieur; la paupière est rouge, œdématiée. Rien au cœur. Pouls à 80. — Poudre et extrait de belladone, aa 5 centigrammes. — Les yeux sont tamponnés avec de la ouate retenue par un monocle compresseur.

3 avril. La belladone a été portée graduellement jusqu'à 20 centigrammes de poudre et 20 centigrammes d'extrait. Le coude, le poignet sont beaucoup moins douloureux; la rougeur et la tuméfaction n'existent plus. Le malade a la gorge sèche; les pupilles très-dilatées; des secousses en dormant et des cauchemars. On diminue la dose de belladone peu à peu, et le 9 il est complètement guéri. On lui donne 12 grammes de cubèbe par jour pour arrêter l'écoulement blennorrhagique. Il sort le 13 avril; la blennorrhagie a presque disparu.

OBSERVATION XII. — Rhumatisme articulaire multiple subaigu. — Traitement commencé 2 jours après le début. Durée du traitement, 11 jours ; de la maladie, 13. — Succès. — La belladone a été portée à la dose de 15 centigrammes d'extrait, 15 centigrammes de poudre, — Salle Sainte-Jeanne, n° 68.

Delande (Victor), 16 ans, ajusteur; tempérament lymphatique; n'a jamais été malade.

Il raconte, à son entrée, le 14 janvier, qu'il souffre, depuis cinq ou six jours, de l'articulation tibio-tarsienne droite. Celle-ci est en effet gonflée, rouge et douloureuse. Il a un bruit de souffle très-fort au premier temps du cœur; on l'entend également dans les carotides. Pouls à 80. Le malade est pâle, amaigri, face anémique. — Poudre et extrait de belladone, aa 5 centigrammes.

15. Le poign et droit est pris. — Poudre et extrait de belladone, aa 10 centigrammes; bouillon, potages, un peu de vin. — Pouls à 80.

16. Pupilles très-dilatées, gorge sèche; la piqûre d'une plume sur le voile du palais et le pharynx est bien sentie; sueurs abondantes, rêvasseries. Il rêve à son travail, aux occupations de l'atelier; il voit quelques mouches noires; pas d'autres troubles dans la vision.

L'épaule droite, l'articulation métacarpo-phalangienne droite sont douloureuses; à cette dernière, on peut constater, de plus, de la rougeur et du gonflement. — Poudre et extrait de belladone, aa 15 centigrammes.

Du 17 au 20, les douleurs ont peu à peu disparu; les sueurs ont notablement diminué; la pupille est très-dilatée, la gorge moins sèche; la peau est encore chaude; le pouls est plein, à 80. On cesse la belladone.

Le 25, il va tout à fait bien; il est très-anémique; il y a au premier temps du cœur et dans les carotides un souffle très-fort. — Il sort le 2 février, un peu tonifié.

OBSERVATION XIII. — Rhumatisme articulaire multiple, intense, fébrile. — Traitement commencé 16 jours après le début. Durée du traitement, 12 jours. — Variole intercurrente. — Belladone portée à la dose de 20 centigrammes d'extrait et 20 centigrammes de poudre.

Souffray (Adolphe), 24 ans, né à Médière (Doubs), orfèvre; tempérament lymphatique; n'a jamais eu de rhumatismes; aucun de ses parents n'a été atteint de cette affection.

Cet homme a été pris de rhumatisme le 8 février.

Les poignets ont été atteints les premiers, puis les articulations tibio-tarsiennes. On constate, le jour de son entrée, 24 février, un léger gonflement dans ces diverses articulations; peu de rougeur, douleur assez vive. Au début, il a eu quelques troubles gastriques : inappétence, soif, douleurs gastralgiques, dévoiement. Pas de sommeil. Les battements du cœur sont sourds, s'entendent mal; bruit de frottement léger. Peau chaude; pouls à 90. — Poudre et extrait de belladone, *aa* 5 centigrammes.

25. Les deux épaules, les deux genoux se prennent. — Poudre et extrait de belladone, *aa* 10 centigrammes; bouillons, potages.

26. Il a eu du délire, il a vu des fantômes, il a cru qu'il allait brûler; sueurs abondantes; pas de diarrhée. — Poudre et extrait de belladone, *aa* 20 centigrammes. — Les bruits du cœur sont sourds et profonds. — Bouillons, potages, un peu de vin.

Jusqu'au 1er mars, on n'observe guère d'amélioration dans les douleurs. La belladone est continuée à la dose de, poudre et extrait, de chacun 15 centigrammes. Il a eu un délire léger, surtout la nuit; pupilles très-dilatées; sueurs abondantes. Le pouls s'est toujours maintenu à 90 et 100.

1er mars. Il est très-amélioré; les genoux seuls et le poignet droit sont encore douloureux; les mouvements sont difficiles et pénibles. Le pouls est à 72; léger bruit de frottement au cœur.

3. L'amélioration a continué; il ne prend plus que, poudre et extrait de belladone, *aa* 10 centigrammes. — Les pupilles sont très-dilatées; il sue abondamment.

Le 5 mars, il a tous les prodromes de la variole que lui a donnée un de ses voisins entré dans le service pour cette fièvre éruptive.

Le 8, l'éruption variolique se montre. — Les articulations sont complètement dégagées.

Il guérit de la variole; le rhumatisme n'est pas revenu dans la convalescence.

Observation XIV. — Rhumatisme articulaire multiple, intense, fébrile. — Traitement par le calomel, 29 jours après le début. — Insuccès. — 32 jours après le début, traitement par la belladone : durée de ce traitement, 15 jours. — Amélioration. — Dose de belladone, *aa* 25 centigrammes. — Guérison par le sulfate de quinine. — Durée de la maladie, 66 jours. — Salle Sainte-Jeanne, n° 55.

Baillard (Lucien), 21 ans, cordonnier ; robuste, tempérament lymphatico-sanguin ; jamais de rhumatisme ; frère et sœur rhumatisants ; conditions habituelles de santé, excellentes.

Il y a trois semaines, depuis avril, qu'il éprouve des douleurs dans les deux mains et dans les deux jambes ; le 12 mai, il a été pris d'un frisson, et le rhumatisme s'est fixé sur le genou droit et le poignet droit.

Le 20 mai, jour de son entrée, on constate de la fièvre ; pouls fort plein, à 125 ; rien au cœur ; peau chaude ; genou droit très-volumineux, très-douloureux, rouge, renfermant du liquide ; poignet droit gonflé, très-volumineux ; articulations métacarpo-phalangiennes droites rouges, douloureuses. — 10 centigrammes de calomel en 20 paquets ; diète.

22. Même état ; les vingt paquets de calomel ont été donnés tous les jours : légère salivation.

23. La jambe gauche est douloureuse ; rien au cœur ; pouls à 120. — Bouillons, potages.

24. On donne 10 centigrammes d'extrait de belladone, 10 centigrammes de poudre.

La dose de belladone est augmentée, et, le 25, il prend 15 centigrammes de poudre et 15 centigrammes d'extrait de belladone. Les articulations des deux épaules sont douloureuses. Bouche sèche ; pesanteur dans les yeux ; sueurs, agitation.

26. Pouls à 120. — Poudre et extrait de belladone, *aa* 20 centigrammes.

27. Il va bien. Pouls à 90. Les articulations, poignet, genou, sont douloureuses ; les épaules aussi, mais beaucoup moins.

29. Il n'éprouve plus que quelques roideurs dans les articulations malades. On cesse la belladone.

1er juin. Le tendon du grand palmaire est douloureux ; la main est un peu fléchie ; l'extension complète est impossible sans douleur.

2 juin. Le trajet des gaines tendineuses de la face dorsale des deux mains est rouge ; il y a de la douleur. — Poudre et extrait de belladone, *aa* 20 centigrammes.

3 juin. Poudre et extrait de belladone, *aa* 25 centigrammes en 10 pilules.

Même état jusqu'au 6, où le poignet gauche se prend. Pouls à 92. — Belladone *ut suprà*.

7 juin. Gorge sèche, vue trouble, agitation, léger délire. Les articulations sont toujours gonflées et douloureuses.

8. On cesse la belladone. — Sulfate de quinine, 1 gr. 50.

9. Il est mieux. — Sulfate de quinine, 1 gr. 50.

10. Les articulations sont beaucoup moins douloureuses, mais encore gonflées. — Sulfate de quinine, 1 gr. 50.

Le 13, il n'y a que le genou droit qui contient du liquide ; les autres articulations sont dégonflées ; le genou gauche seul est un peu douloureux. — Traitement de l'hydarthrose. — Il sort le 27 juin, guéri.

OBSERVATION XV. — Rhumatisme articulaire multiple, peu intense, non fébrile.—Traitement commencé 8 jours après le début. Durée de la maladie, 15 jours ; durée du traitement, 7 jours. — Succès. — La dose de belladone a été portée à 15 centigrammes poudre et 15 centigrammes extrait.— Salle Saint-Roch, nº 7.

Bègue (Léonie), 29 ans, infirmière ; tempérament lymphatique (cicatrices scrofuleuses au cou ; ganglions extirpés par M. Gosselin à 23 ans) ; réglée à 17 ans ; depuis, menstruation régulière. Jamais de rhumatismes ; son père ni sa mère n'étaient atteints de cette affection.

Le 19 mars, elle est prise de douleurs avec gonflement, rougeur dans les deux articulations tibio-tarsiennes. Après avoir souffert huit jours, s'être frictionnée avec divers liniments, elle entre dans le service.

27 mars. Rien de particulier dans l'état général ; constitution

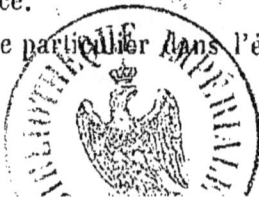

faible; pas de fièvre; pouls à 70; bruit de souffle au premier temps du cœur. Les deux articulations tibio-tarsiennes sont gonflées, à peine rouges, douloureuses spontanément et quand on imprime des mouvements. — Poudre et extrait de belladone, de chacun, 10 centigrammes.

Le 1er avril, elle prend 15 centigrammes de poudre et 15 centigrammes d'extrait : elle va bien. Les pieds sont dégonflés. Phénomènes d'intoxication belladonée : gorge sèche, pupilles dilatées, sueurs.

Le 2 avril, on cesse la belladone.

Le 4 avril, elle peut marcher; le 5, elle demande son exéat.

OBSERVATION XVI. — Rhumatisante depuis 6 ans. Rhumatisme articulaire peu intense, multiple. Le traitement est commencé 11 jours après le début; il dure encore 11 jours. — Guérison. — La belladone a été portée à la dose de 25 centigrammes de poudre et 25 centigrammes d'extrait, en 10 pilules. — Salle Saint-Roch, n° 7.

Samy (Constance-Julie), 33 ans, blanchisseuse; robuste; née à Paris; pas d'hérédité rhumatismale; a été atteinte de cette maladie.

Malade depuis le 29 janvier : douleurs dans les hanches, les genoux. Depuis six ans, elle est prise fréquemment de rhumatisme dans les articulations.

Le 9 février, jour de son entrée, les genoux sont médiocrement enflés, peu douloureux. Les articulations coxo-fémorales sont encore douloureuses au moindre mouvement qu'on leur imprime. Pouls à 90; bruit de souffle au premier temps du cœur. — Extrait et poudre de belladone, aa 10 centigrammes.

Le 12, elle va mieux des poignets. Elle prend, poudre et extrait de belladone, aa 20 centigrammes.

Le 13, les articulations tibio-tarsiennes sont atteintes : gonflement, rougeur et douleur. — Poudre et extrait de belladone, aa 25 centigrammes.

Le 15, les douleurs sont très-diminuées; on cesse la belladone. — Pouls à 80.

Le 16, elle est bien mieux ; les articulations tibio-tarsiennes sont moins douloureuses ; le poignet gauche seul la fait un peu souffrir.

Le 17, l'amélioration augmente.

Le 18, elle est réglée. — Elle sort le 22, n'éprouvant qu'un peu de douleur dans les articulations malades.

Tableau synoptique du traitement par la belladone dans 16 cas de rhumatisme (1).

OBSERVATIONS N°	DURÉE TOTALE de la maladie.	NOMBRE DE JOURS qui ont précédé l'application de la médication belladonée et pendant lesquels les malades sont restés sans traitement ou ont été traités infructueusement par d'autres moyens.	DURÉE du TRAITEMENT.	SUCCÈS	AMÉLIORATION	INSUCCÈS
I	34 jours.	21 jours.	13 jours.	1	»	»
II	20 —	4 —	16 —	1	»	»
III	32 —	4 —	9 —	»	1	»
IV	19 —	4 —	15 —	1	»	»
V	35 —	7 —	6 —	»	»	1**
VI	18 —	10 —	8 —	1	»	»
VII	40 —	8 —	28 —	»	»	1**
VIII	17 —	10 —	7 —	1	»	»
IX	9 —	2 —	7 —	1	»	»
X	9 —	7 —	2 —	»	»	Mort
XI	18 —	6 —	11 —	1	»	»
XII	13 —	2 —	11 —	1	»	»
XIII	28 —	16 —	12 —	1	»	»
XIV	66 —	29 —	15 —	»	1	»
XV	15 —	8 —	7 —	1	»	»
XVI	22 —	11 —	11 —	1	»	»

(1) 16 observations de rhumatismes traités par la belladone à haute dose. — On a toujours débuté par 5 centigr. d'extrait, 5 centigr. de poudre ; la dose maximum à prendre dans un jour n'a pas dépassé 25 centigr. de poudre et 25 centigr. d'extrait, en pilules de 10 centigr. chacune. — Sur ces 16 cas, 11 cas de succès ; dans 3 cas seulement, la durée du traitement a été de plus de 12 jours ; il y a eu, en outre, 2 améliorations, 2 insuccès, et 1 mort deux jours après le traitement.

Ces observations ont été recueillies, en 1865, dans le service de M. Trousseau, pendant que j'étais externe des hôpitaux sous cet illustre et regretté maître.

* Rhumatisme blennorrhagique.

** Guéri par le sulfate de quinine.

Les quelques observations de rhumatismes traités par la belladone, que j'ai l'honneur de présenter à la Société, n'avaient pas
été recueillies dans le but d'être publiées; aussi manquent-elles
d'une foule de détails intéressants et précis sur la température, la
respiration, la sécrétion, sur le moment où la tuméfaction, la
rougeur ont diminué, détails qui auraient pu permettre de hasarder
quelques considérations thérapeutiques basées sur l'action physiologique de cet agent dans le rhumatisme. Néanmoins, comme la
durée du traitement y est assez courte, comme l'amélioration, la
guérison même s'y sont montrées rapidement, et que ces points
sont exactement indiqués dans ces observations, j'ai pensé qu'elles
pouvaient avoir un certain intérêt pratique, et ramener l'attention
sur un agent peut-être trop exclusivement rejeté de la thérapeutique de cette affection. Or, dans une maladie aussi protéique
dans ses formes que le rhumatisme, aussi disposée à jeter dans
l'organisme dont il s'est emparé d'indestructibles racines, on ne
saurait avoir trop de moyens pour en détruire les germes divers,
pour en arrêter l'évolution. La belladone, plus heureuse que les
autres médicaments proposés contre l'affection articulaire, a-t-elle
l'avantage d'amener un pareil résultat? Je ne saurais le dire. Une
longue expérience de ce moyen pourrait seule nous renseigner à
cet égard, et nous dire la facilité avec laquelle les récidives se
sont produites chez ceux qui en ont fait usage, surtout s'il avait
été possible de les suivre pendant longtemps.

C'est donc à l'expérimentation clinique que je fais appel pour
nous éclairer sur ce point; elle serait d'ailleurs indispensable,
alors même que nous connaîtrions complètement la pathogénie du
rhumatisme et l'action *physiologique* de la belladone. Or, l'igno-
rance où nous sommes de la pathogénie du rhumatisme a nécessité la création de quelques hypothèses pour permettre d'asseoir
sur des bases rationnelles le traitement à diriger contre cette maladie suivant les uns, cette affection suivant les autres.

En conséquence, tantôt la médication a pour but de modifier la
crase du sang, comme si l'altération de ce liquide était la cause

première des phénomènes articulaires.; tantôt la médication s'adresse à l'élément contractile des petites artérioles, soit directement, soit par l'intermédiaire du système nerveux, comme si de ces troubles mécaniques dérivaient toutes les altérations dont les jointures sont le siége.

Bon nombre de praticiens s'inquiètent peu de toutes ces hypothèses, et cherchent empiriquement à combattre les phénomènes inflammatoires de l'arthrite rhumatismale, ceux-ci par des topiques, révulsifs, narcotiques, en frictions, en bains; ceux-là par des révulsifs sur le tube digestif, drastiques, ou par des médicaments stupéfiants.

Que la vérité appartienne à la première hypothèse ou à la seconde, ou à toutes les deux, ou aux empiriques, il n'en faut pas moins reconnaître que les médications qui ont pour but de diminuer la douleur sont celles qui rallient le plus de partisans. Et parmi ces médications, on préfère celles qui, en faisant disparaître la douleur, chassent la rougeur, la tuméfaction. On est porté à croire que ces derniers moyens arrêtent la marche du processus inflammatoire dans le cartilage, l'extrémité épiphysaire de l'os, les synoviales et les tendons.

C'est là, en effet, un point important; car il arrive quelquefois que, l'accès de rhumatisme une fois disparu, il reste encore dans les tissus de l'articulation une certaine irritation nutritive qui se continue et amène la destruction du cartilage, le développement des franges synoviales ou d'ostéophytes périarticulaires, en somme une lésion irréparable de l'article. Ces altérations ne sont que la conséquence de la stimulation que le rhumatisme a une fois imprimée aux éléments cellulaires des tissus de la jointure. Dans ces cas, tout l'appareil symptomatologique du rhumatisme s'est notablement atténué, le sujet n'a jamais d'autres articulations affectées, et celles qui sont le siége d'altérations pathologiques ne présentent plus de poussée aiguë. Les phénomènes marchent d'une manière latente, mais non moins certaine, à la destruction des fonctions de la jointure frappée par le mal.

Un traitement purement local dans le rhumatisme a donc l'inconvénient de n'être que palliatif, de donner une sécurité trompeuse; car presque toujours il modifie les symptômes extérieurs, les fait disparaître sans atteindre les altérations pathologiques qui ont commencé à se produire dans la synoviale, le cartilage.

Dire que la belladone remplit les *desiderata* que j'indique, serait une hypothèse dont je pourrai plus tard peut-être montrer la confirmation, mais qu'il n'est pas, pour à présent, déraisonnable d'émettre en s'appuyant sur l'observation clinique qui montre la disparition complète et rapide des troubles pathologiques de l'articulation, et en s'appuyant aussi sur l'action physiologique de ce médicament. En effet, d'après les expériences faites sur la belladone, et qui ont été résumées et répétées par Meuriot (*De la méthode physiologique en thérapeutique et de ses applications à l'étude de la belladone*; voir aussi *Gaz. hebd. méd. et chir.*, 1868, p. 178), l'atropine, quand la dose n'est pas toxique, agit notablement sur la contractilité artérielle, et active la circulation capillaire; elle diminue la sensibilité périphérique, le pouvoir excito-moteur, et n'exerce pas d'action élective sur le cerveau. Les phénomènes nerveux qu'elle produit sont subordonnés aux troubles de la circulation cérébrale; l'excrétion urinaire est augmentée.

Ne voit-on pas là une action physiologique bien favorable pour combattre les effets pathologiques du rhumatisme, qui consistent dans une hypérémie très-énergique des régions articulaires, la sensibilité périphérique, l'action réflexe augmentées, avec diminution de la sécrétion urinaire; troubles qui s'accompagnent de la prolifération des éléments cellulaires des tissus de l'articulation? Je dois me hâter d'ajouter que cela n'empêchera pas la belladone d'échouer quelquefois, parce que les modifications que le rhumatisme entraîne après lui n'ont pas une marche uniforme, indépendante de l'individu, du terrain où il s'implante. Des maladies antérieures, une hérédité rhumatismale bien confirmée, des conditions bizarres, inconnues, insaisissables, pourront être une cause d'insuccès pour la belladone comme pour les autres médicaments. Alors elle devra être abandonnée, et il faudra chercher dans l'arsenal thérapeutique du rhumatisme un agent qui réponde mieux à ces indications multiples. J'aurai l'occasion de revenir sur ce point après l'analyse des observations que j'ai recueillies.

Traitement par la belladone. — Le temps que les rhumatisants traités par la belladone ont mis à guérir varie entre seize jours et deux jours; en général, l'inflammation rhumatismale a été jugée entre sept et onze jours. Ces dates ne sont pas celles qui correspondent à l'amélioration, mais bien à la guérison, c'est-à-dire au moment où la jointure avait repris son aspect normal et où ses fonctions étaient rétablies. Ce détail ne me paraît pas suffisamment précisé dans les observations de M. Bouchut (1), qui a vu des rhumatismes chez les enfants avec endopéricardite guérir en quatorze, dix, vingt-deux jours; quand le rhumatisme n'était pas compliqué, la guérison arrivait en six, sept jours. Il en est de même de M. Auclère (2), qui s'est servi avec succès de l'alcoolature de racine fraîche de bryone (dose de 1 à 3 grammes dans une potion pour vingt-quatre heures). Suivant ce médecin, le rhumatisme cédait en huit jours. C'est là une assez rapide terminaison pour qui a vu fréquemment des rhumatismes. On sait, en effet, que les essais de statistique, fort incomplets d'ailleurs, qui ont été faits sur la durée de cette maladie, fixent la moyenne à trois semaines [Chomel (3)] ou à vingt-huit jours [Macleod (4)]. Pinel avait dit de sept à soixante jours. Dans sa *Pathologie*, t. II, p. 543, Niemeyer pense que, dans les cas légers, le rhumatisme se termine en dix à quinze jours. En indiquant ces chiffres, aucun de ces auteurs n'avait en vue la guérison complète, mais l'entrée en convalescence, c'est-à-dire le moment où la fièvre est tombée, où le gonflement, la

(1) Bouchut, Rhumatisme articulaire aigu des enfants traité par la vératrine, *Gazette des Hôpitaux*, 1863, p. 29.

(2) Auclère, *Gazette des Hôpitaux*, 1863, p. 209.

(3) *Essai sur le rhumatisme*, thèse, 1813.

(4) *Gazette médicale de Paris*, 1838.

douleur, la rougeur ont notablement diminué. Si nous avions établi nos chiffres de cette façon, c'est le troisième ou quatrième jour que nous aurions indiqué comme début de l'amélioration. Cette durée du rhumatisme ainsi établie par divers auteurs ne nous paraît pas acceptable ; la durée moyenne de cette affection est donc mal précisée ; néanmoins on peut dire qu'un rhumatisme polyarticulaire fébrile, traité, dure de vingt à trente jours dans les cas les plus favorables. Si cette limite est acceptée, on admettra avec nous que la belladone a réellement diminué la durée de la maladie. C'est là, d'ailleurs, une opinion qu'on se formera après la lecture des observations.

Je ne mettrai pas le traitement du rhumatisme par la belladone en parallèle avec les autres traitements, parce que je n'ai pas calculé sa durée comme ceux qui ont fourni des statistiques et qui se sont un peu hâtés de proclamer la guérison. Si j'avais cependant à le comparer aux divers moyens mis en usage contre cette maladie, je rapprocherais la belladone, pour la rapidité de son action, du sulfate de quinine, avec cet avantage que les récidives sont peut-être moins fréquentes. Comme le sulfate de quinine, le traitement par la belladone abat promptement la fièvre, et fait cesser la douleur le troisième ou le quatrième jour au plus tard où il a été commencé. Dans le cas où cette sédation n'a pas lieu le quatrième jour, on peut déjà mettre en doute l'utilité de ce moyen, et passer à une autre médication. On voit, dans les circonstances où il est sans effet, le pouls ne pas baisser malgré des signes manifestes d'intoxication par la belladone. Deux fois le sulfate de quinine, employé après l'insuccès de la belladone, a produit une guérison rapide, comme si la belladone avait rendu l'action du sel quinique plus efficace.

Quoique nous n'ayons observé aucun accident cardiaque grave durant la médication belladonée, nous ne nous croyons pas autorisé à la regarder comme un préservatif des affections rhumatismales du cœur. Pour porter un pareil jugement, il faut de très-nombreuses observations, et s'assurer si les antécédents du sujet,

la constitution médicale ne sont pas plutôt que le médicament la
cause de la détermination du rhumatisme vers le cœur. C'est
dire que nous n'ajoutons que peu d'importance au relevé statistique de Dickinson (1), qui n'a pas tenu compte de ces éléments.

Sans donc prétendre que la belladone a empêché les manifesta-
tions cardiaques rhumatismales, nous ferons remarquer que, parmi
les rhumatisants traités par la belladone, malgré l'étendue de
l'affection, la violence du mouvement fébrile, le cœur n'a été pris
que légèrement. Un bruit de souffle au premier temps, quelquefois au second, ou aux deux à la fois, et s'entendant tantôt à la
pointe, tantôt à la base, révélait une endocardite, sans gravité
d'ailleurs, puisque la durée en a été courte et n'a plus nécessité
de traitement. Un malade est venu mourir d'une endopéricardite
rhumatismale suraiguë, mais il n'était dans le service que depuis
peu de temps et avait pris de la belladone deux jours; on ne saurait donc en aucun façon le mettre au compte du traitement employé.

En fait d'accidents cérébraux, nous n'avons observé que ceux
produits par l'action toxique du médicament, et qui ont disparu
dès qu'il a été suspendu. Nous ne saurions partager à cet

(1) Voir Ball, *Rhumatisme viscéral*, 1866, p. 112 :

Phlébotomie, 8 cas. — 4 affections cardiaques.

Mercuriaux, 24 cas. — 6 affections cardiaques. — 2 morts.

Poudre de Dower, 7 cas. — 7 affections cardiaques, d'après Dickinson.

Opium, belladone, sulfate de quinine, iodure de potassium, 21 cas. —
14 affections cardiaques, d'après Sebson cité par Dickinson.

Nitrate de potasse, 7 cas. — 1 affection cardiaque.

Traitement salin (sels alcalins à faible dose, moins de 12 grammes dans les
vingt-quatre heures), 62 cas. — 17 affections cardiaques.

Traitement alcalin à faible dose (12 à 15 grammes), 17 cas. — 6 affections
cardiaques.

Traitement alcalin à haute dose (15 à 45 grammes), 48 cas. — 1 affection
cardiaque.

égard l'opinion de M. Victor Desguin (1), qui a écrit dans un mémoire intéressànt sur le rhumatisme cérébro-spinal : « L'action de la belladone a été étudiée surtout par Lebre-» ton, qui prétend n'avoir jamais eu d'accidents à déplorer à la » suite des phénomènes cérébraux dus à cette solanée. Cependant » la céphalalgie, le vertige, le délire, les hallucinations, etc. » (Trousseau), les convulsions et la rigidité de l'épine (Münck), » les mouvements choréiques (Gaultier de Claubry), le coma » (Sage), doivent faire redouter de l'appliquer. »

L'opinion de M. Desguin est certainement dictée par la prudence ; mais est-il nécessaire de la pousser jusqu'à se priver d'un médicament utile, puisque l'expérience a montré que jamais il n'a causé d'accidents cérébraux mortels (Lebreton)? La belladone produit de l'hallucination, du délire, des convulsions, soit; mais de là aux troubles désignés sous le nom de rhumatisme cérébral, il y a loin. Qu'importe donc le délire de la belladone, s'il ne mène pas au rhumatisme cérébral?

Les effets de la belladone sur le système nerveux sont dus plutôt à l'action de ce médicament sur le système circulatoire de l'axe cérébro-spinal, que sur les éléments anatomiques des organes. Ils sont légers (à dose non toxique), et disparaissent très-vite après la cessation du médicament. (Voir Meuriot, *Des effets physiologiques et du mode d'action de la belladone.*) Sur les animaux empoisonnés par de hautes doses de cette solanée, le cerveau et la moelle sont congestionnés, mais ni l'œil, ni le microscope ne peuvent trouver la plus légère altération du tissu de ces organes. Pour tous ces motifs, il y a donc lieu d'agir envers la belladone comme envers la quinine, très-usitée dans la thérapeutique des rhumatismes, nonobstant ses effets physiologiques sur le système nerveux.

Malgré les considérations que j'ai exposées et qui tendent à

(1) V. Desguin, Rhumatisme cérébro-spinal, *Revue médicale d'Anvers,* avril 1868, p. 183.

montrer l'utilité de ce moyen dans le rhumatisme, la belladone n'a été que rarement employée dans le rhumatisme. Murray (1), dans son *Apparatus medicaminum*, cite deux auteurs qui ont eu à se louer de l'emploi de ce moyen : ce sont Münck et Ziegler ; mais Murray se contente d'indiquer l'usage de ce médicament par ces deux médecins, sans autres commentaires.

Jusqu'à l'époque où Trousseau écrivit son article sur la belladone dans le Dictionnaire en 30, personne n'avait employé la belladone à l'intérieur et à hautes doses contre le rhumatisme, excepté cependant Lebreton. Voici comment Trousseau appréciait à cette époque cette médication. Après avoir indiqué l'emploi de la belladone, seul ou associé au datura, à la stramoine, contre les atroces douleurs du rhumatisme : « On commence, dit-il, la mé-» dication par un quart de grain. Le troisième jour, le délire ap-» paraît ; M. Lebreton continue nonobstant, et, quelle que soit la » violence des accidents cérébraux, il insiste sur ce médicament, » jusqu'à ce que la douleur et la tuméfaction se soient entièrement » dissipées. Le Dr Lebreton, qui a souvent conseillé et mis en pra-» tique cette thérapeutique hardie, m'a souvent répété que les » rhumatismes les plus aigus cédaient dans l'espace d'une » semaine, et que jamais il n'avait vu les désordres cérébraux » avoir la moindre conséquence fâcheuse. J'avouerai que, sur la foi » de ce praticien, j'ai tenté cette médication, mais j'ai été sur-le-» champ effrayé par le délire, et je n'ai pas osé continuer ; de telle

(1) B. Jo. Andreæ Murray, *Apparatus medicaminum*, Gœttingæ, 1793, p. 649 :

Præter dictos morbos, addi possent haud pauci alii, quos levasse, vel sufflaminasse, belladonna traditur : hydrops, rheumatismus, arthritis raucitas, visûs debilitas, febris quartana, lues venerea.

Malo vero experimenta, in hisce instituta, ex fontibus suis peti (vid. *Münck beobacht*, p. 1 et 2).

Donec iis, repetitione à medicis factâ, robur accedat. Quædam tamen confirmat Cl. Ziegler (ut de visu in rheumatismis, licet in casu mali ischiatici spe excideret) ; in arthritide nodosâ ; in dyssenteriâ, ex causâ rheumaticâ, etc.

» sorte qu'il m'est impossible de juger ici cet héroïque moyen. »

Dans la 7ᵉ édition de son *Traité de thérapeutique*, daté de juillet 1862, l'illustre professeur de clinique, qui avait expérimenté plus patiemment ce moyen, avait notablement modifié cette première opinion (t. 2, p. 65) : « Enfin, dans la goutte et le rhumatisme
» articulaire, maladies si cruellement douloureuses, plusieurs
» praticiens ont employé avec succès l'extrait de belladone et de
» datura stramonium à l'intérieur. Il donnent 1 centigramme (un
» quart de grain) d'extrait toutes les heures ; le délire apparaît
» ordinairement le deuxième jour ; ils continuent nonobstant, et,
» quelle que soit la violence des accidents cérébraux, ils insistent
» sur le médicament jusqu'à ce que la douleur et la tuméfaction
» soient entièrement dissipées. M. le Dʳ Lebreton, qui a souvent
» mis en pratique cette médication hardie, nous a souvent répété
» que les rhumatismes aigus cédaient dans l'espace d'une semaine,
» et que jamais il n'avait vu les désordres cérébraux avoir la
» moindre conséquence fâcheuse. Sur la foi de ce praticien, nous
» avons tenté cette médication, que d'ailleurs Münck et Ziegler
» avaient jadis préconisée (Murray, *App. med.*, t. 1., p. 649).
» Dans notre hôpital et dans notre pratique, nous avons adminis-
» tré la belladone en poudre ou en extrait à des malades atteints
» de rhumatisme articulaire aigu. Le premier jour, nous donnons
» de 25 à 40 centigrammes (5 à 8 grains) d'extrait en huit pilules,
» dans le courant des vingt-quatre heures. Chaque jour la dose
» est augmentée jusqu'à ce qu'il survienne un peu de délire ; nous
» restons à la même dose pendant trois ou quatre jours, puis nous
» la diminuons graduellement. En même temps, et cette précau-
» tion est de la plus haute importance, nous administrons chaque
» jour une dose de calomel et de jalap, ou tout autre purgatif, de
» manière à tenir toujours le ventre relâché.

» Au bout de quelques jours, l'amendement est très-notable, et
» ordinairement le rhumatisme aigu est guéri après douze ou
» quinze jours de traitement. Quelquefois, pourtant, nous avons
» vu cette médication échouer complètement ; mais, par contre,

» nous avons vu quelques malades entièrement guéris le troi-
» sième, quatrième ou cinquième jour de traitement.

» Il convient, quand les douleurs ont disparu, de donner encore
» pendant quelque temps des purgatifs qui préviendront plus
» certainement la récidive. »

Des recherches assez nombreuses m'ont permis de constater
que la belladone à l'intérieur et à haute dose n'avait pas été
employée par d'autres praticiens. Blackett (*Gaz. méd. de Paris*,
1830) a vanté les grands succès que lui avaient donnés les bains
de belladone contre un rhumatisme aigu qui avait résisté à des
bains de vapeur. Chrestien (*J. des Connaissances méd.-chirurg.*,
1850, p. 120) avait préconisé les frictions d'extrait de belladone
sur les articulations malades, à l'exclusion de tout autre traitement. — Nous avons trouvé dans une thèse de M. le Dr Richet,
soutenue en 1860, *sur le rhumatisme, ses complications, son
traitement*, les mentions suivantes sur l'emploi de la belladone :
« M. Trousseau a beaucoup employé la belladone ; il commence
» par 25 centigrammes.... » ; et plus loin : « Nous avons vu, dans
» le service de M. Trousseau, une malade, au n° 7 de la salle
» Saint-Bernard, qui a pris pendant un mois 10 centigrammes de
» belladone. Le sulfate de quinine n'avait rien fait ; la vératrine a
» été vomie à la deuxième prise ; la belladone seule a donné de
» bons résultats. » (Page 31.)

Nous ne nous arrêterons pas longtemps sur les effets de la belladone chez les rhumatisants ; ils sont les mêmes que chez les
individus à l'état normal. La pupille se dilate, il y a de légers
troubles de la vision ; le pouls baisse, et la chaleur à la main diminue quand on élève la dose. La peau, d'abord sèche, se couvre
ensuite de sueur ; mais les malades n'ont pas eu de diarrhée,
comme cela a lieu en général, ni de troubles de la miction.
Quelques-uns se sont plaints assez vivement de la soif, de la sécheresse à la bouche ; ce symptôme n'a jamais été assez insuppor-
table pour nécessiter la suspension du traitement.

Il est un phénomène de l'intoxication belladonée qui est plus important et qui, dans la pratique civile, forcerait sans doute le médecin à arrêter l'administration de la belladone : c'est le délire. Quelquefois les malades se contentent de marmotter, de se plaindre qu'ils ont des animaux sur leur lit, qu'ils sont plongés dans de l'eau froide ; mais, dans d'autres circonstances, ils s'agitent, poussent des cris, chantent à la façon des alcoolisés. Il n'est pas douteux que, hors de l'hôpital, les parents, les amis du malade, très-effrayés, ne se rendraient pas aux bonnes raisons que leur donnerait le médecin, et qu'il se verrait forcé de cesser la médication. Un seul jour d'abstention dans l'emploi de ce médicament et un léger purgatif suffisent pour faire disparaître ces troubles cérébraux. Aussi, afin d'éviter la suspension obligée du traitement, on pourra, dès l'apparition du délire, purger le malade, cesser un jour la belladone, et revenir à la dose qui a précédé celle qui a amené les phénomènes cérébraux. On peut d'autant plus facilement diminuer la dose, que lorsqu'on est arrivé à provoquer les troubles cérébraux, c'est vers le quatrième jour, époque à laquelle l'amélioration a dû se montrer, si la belladone doit être efficace.

Dès que la douleur s'est notablement atténuée, dès que la tuméfaction décroît, on peut tout de suite donner une plus petite quantité de belladone et revenir aux doses du début. S'il arrivait que l'amélioration restât stationnaire, on insisterait sur la quantité qu'on administrait alors que le mieux est survenu ; si on n'obtenait pas de résultat, on l'augmenterait. L'amélioration reste-t-elle stationnaire quand même ? il faut abandonner la belladone : elle a donné tout le bien qu'on pouvait en attendre. On aura recours alors au sulfate de quinine, qui, après la belladone, semble plus efficace que si on l'avait administré d'emblée. Ce fait est frappant dans une de nos observations ; nous ne l'avançons pas en nous appuyant sur cet unique exemple, mais parce que nous l'avons vu se reproduire dans d'autres cas que nous n'avons pas recueillis.

C'est là, d'ailleurs, une observation qui n'étonnera personne, car on en rencontre en thérapeutique de nombreux exemples.

Tantôt la substance administrée la première semble se combiner chimiquement avec la seconde, la rend plus soluble, ou forme un composé nouveau plus actif, comme les acides après un purgatif salin, le chlorure de sodium après le sous-chlorure de mercure ; tantôt le premier médicament a augmenté l'irritabilité fonctionnelle de l'organe sur lequel le second médicament doit agir : c'est même une explication qui nous semble plausible à donner pour rendre compte de l'action d'un médicament employé sans succès, délaissé pour un autre, repris de nouveau et agissant alors plus énergiquement à cette seconde tentative, alors surtout que la maladie ne s'est pas modifiée.

Les doses, le mode d'administration de la belladone, sa préparation nous paraissent, d'après nos observations, pouvoir être formulés ainsi :

Prenez : 1 centigr. d'extrait alcoolique de belladone et 1 centigr. de poudre de belladone ; miel, poudre de réglisse, quantité suffisante pour faire une pilule de 5 centigr. Le premier jour, on administrera une pilule toutes les heures, jusqu'à ce que le malade en ait pris dix ; le lendemain, deux toutes les heures ; le troisième jour, trois toutes les heures, etc.

Avant de tirer quelques conclusions de ces observations, nous devons indiquer les circonstances qui ont paru les plus favorables à l'administration de la belladone.

Un homme d'une constitution robuste, ayant tous les attributs de ce qu'on est convenu d'appeler tempérament sanguin, sans hérédité rhumatismale (Voir obs. 1, 8, 9, 10, 13), atteint pour la première fois de rhumatisme articulaire aigu, fébrile et multiple, nous paraît dans les meilleures conditions pour éprouver d'excellents effets du traitement par la belladone. Nous ne voulons pas tirer d'autres indications et prétendre, avec de simples affirmations, que la belladone réussira dans des cas différents et sur un autre terrain ; les faits que nous avons réunis ne nous le permettent pas jusqu'ici. Plus tard, peut-être, nous viendrons confirmer, avec de plus nombreux documents que ceux que nous présentons aujourd'hui, l'utilité de la belladone dans le rhumatisme articulaire aigu.

En terminant ces quelques réflexions sur le traitement par la belladone, nous croyons pouvoir conclure :

1º Que la belladone à haute dose rend de grands services dans le traitement du rhumatisme articulaire aigu, et qu'elle ne mérite pas l'oubli dans lequel elle est tombée ;

2º Qu'elle constitue une médication facilement acceptée par tous les malades, qu'elle est en outre peu coûteuse ;

3º Ses effets disparaissent rapidement dès qu'on en cesse l'emploi. Elle n'anémie pas les malades comme la saignée, et ne produit aucun trouble durable ni du côté du tube digestif, ni du côté des centres nerveux ;

4º On pourra instituer la médication de la façon suivante : Faire des pilules de 5 centigr. contenant chacune 1 centigr. d'extrait alcoolique, 1 centigr. de poudre; donner, le premier jour, cinq pilules semblables, à une heure d'intervalle; le lendemain, donner deux pilules chaque heure pendant cinq heures; le troisième, trois, etc. ;

5º Après quatre à cinq jours de traitement, si l'amélioration ne se montre pas, il y a lieu d'abandonner la belladone et de recourir au sulfate de quinine, dont l'action paraît dans ces circonstances plus efficace ;

6º Le délire ne contre-indique pas la continuation du traitement; il suffit de suspendre un jour la belladone et de donner un purgatif pour voir disparaître les troubles cérébraux ;

7º Ce médicament paraît surtout indiqué dans le cas de rhumatisme articulaire aigu, fébrile, survenant pour la première fois chez des sujets d'une constitution robuste.

Nous devons nous borner à ces conclusions, sans nous croire autorisé à dire, à cause du petit nombre de nos observations, si la belladone arrête l'évolution du rhumatisme cardiaque ou em- l'éclosion du rhumatisme cérébral.

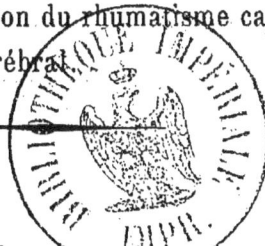

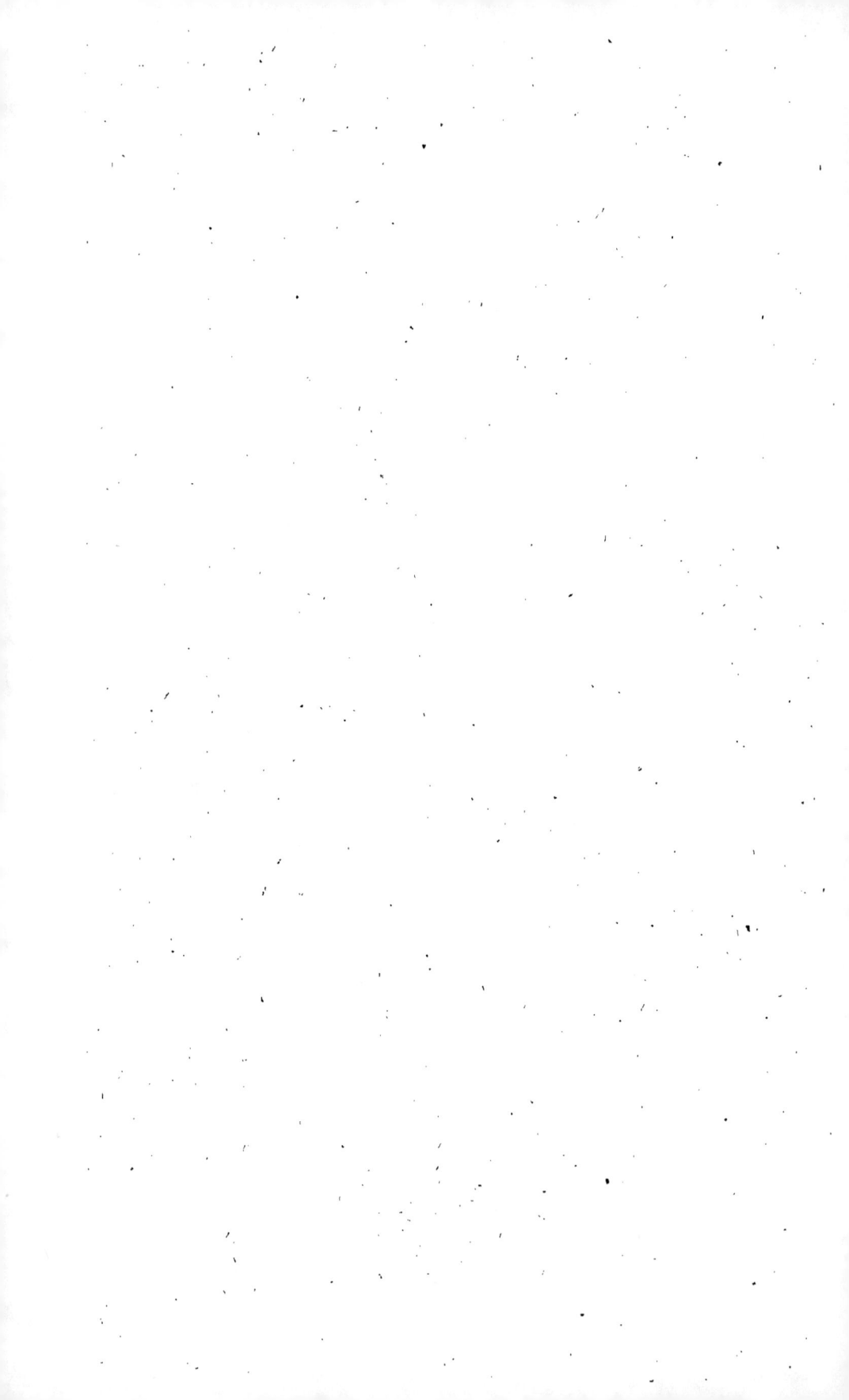

www.ingramcontent.com/pod-product-compliance
Lightning Source LLC
Chambersburg PA
CBHW060504210326
41520CB00015B/4094